Low Carb für Einsteiger

Der 30 Tage Plan für maximale Fettverbrennung mit 77 Rezepten

Low Carb Masters

Inhaltsverzeichnis

Vorwort

Wir alle möchten schön, schlank, gesund, fit und aktiv sein. Dass dafür natürlich einiges getan werden muss, liegt auf der Hand. Vor allem aber solltest Du Deine Ernährung etwas genauer unter die Lupe nehmen und verändern. Vergiss aber sämtliche Crash Kuren und Diäten, die einen schnellen Erfolg versprechen, denn meist quälst Du die zwei Wochen ab, verlierst einige Pfunde an Wasser und wiegst hinterher mindestens genauso viel wie zuvor.

Es geht darum, die gesamte Ernährung zu optimieren und umzustellen. Ungesunde Lebensmittel werden aus dem täglichen Speiseplan gestrichen und durch gesunde und sättigende Lebensmittel ersetzt. Als optimal hat sich die Low Carb Ernährung erwiesen, da hier ein großer Spielraum an Nahrungsmittel geboten wird, und sich garantiert kein Heißhunger und auch keine Mangelernährung einstellt.

Bei der Low Carb Ernährung nimmst Du kontinuierlich ab, fühlst Dich besser und vitaler, und auch Deine Haut, Deine Haare und Deine Stimmung verbessern sich. In den nächsten Kapiteln erfährst Du nicht nur, was Low Carb genau ist, wir verraten Dir auch das Geheimnis hinter dieser Ernährungsform und geben Dir hilfreiche Tipps, wie Du Deine Ernährung am besten umstellen kannst. Zusätzlich erhältst Du Rezepte für ein 30-Tages Programm. So kannst Du sofort losstarten, ohne Dir lange den Kopf zerbrechen zu müssen, was Du nun essen darfst und was nicht.

Was ist eigentlich Low Carb?

Low Carb ist eine Ernährungsform, bei der weitgehend auf Kohlenhydrate verzichtet wird. Vollständig können Kohlenhydrate natürlich nicht eliminiert werden, aber alle Rezepte und Speisen weisen einen minimierten Anteil an Kohlenhydrate auf. Sämtliche zuckerhaltige und stärkehaltige Speisen und Zutaten werden bei der Low Carb Ernährung gestrichen, oder sehr stark reduziert. Auf Reis, Kartoffeln, Pizza und Pasta, Brot und Gebäck und natürlich auf Süßigkeiten solltest Du nun verzichten. Aber keine Angst, auch dafür gibt es genügend Alternativen, und Du wirst überrascht sein, wie abwechslungsreich sich Dein Speiseplan bei einer Low Carb Ernährung gestalten lässt.

Zucker wird durch Süßstoff, Birkenzucker, Xylit oder Xucker ersetzt. Bei Deinen Getränken solltest Du sehr aufpassen, dass diese nicht mit einem hohen Zuckergehalt zu Buche schlagen. Softdrinks wie Cola, Fanta und Sprite ersetzt Du am besten durch Wasser, Soda, selbstgemachte Eistees ohne Zucker oder spezielle Getränke, die ohne Zuckerzusatz hergestellt werden. Durch diesen Verzicht sparst Du auch an Kalorien ein und die Pfunde beginnen fast automatisch zu schmelzen.

Welche Lebensmittel darf ich bei einer Low Carb Ernährung essen?

Fisch, Fleisch, Gemüse und Obst stehen am Speiseplan ganz oben auf der Liste. Auch Eier und Milchprodukte sorgen für Abwechslung. Natürlich darfst Du auch zu sämtlichen Sojaprodukten greifen. Wenn Du gar nicht auf Brot verzichten kannst oder willst, solltest Du Dir ein Eiweißbrot kaufen oder selber backen. Auch gibt es im Reformladen Low Carb Kekse, die in Maßen beim Heißhunger auf Süßes gegessen werden dürfen. Für Pasta gibt es ebenfalls Alternativen. Du kannst Shiratakenudeln oder Yamsnudeln essen. Noch besser ist es, wenn Du Nudeln aus Gemüse herstellst. Einige schmackhafte Rezepte dazu findest Du in unserem Plan für Deine ersten 30 Tage.

Getränke, ein wichtiger Punkt bei der Ernährung

Natürlich solltest Du auch bei der Low Carb Ernährung ausreichend trinken. Am besten ist immer Wasser. Wenn Dir pures Wasser zu langweilig ist, dann kannst Du das mit verschiedensten Früchten und Kräutern aromatisieren. Stell Dir immer einen großen Krug Wasser bereit, der Dich immer daran erinnert, genügend zu trinken. Ins Wasser kannst Du frische Beeren, einige Scheiben Zitrusfrüchte, Minzblätter, Zitronenmelisse, Basilikum oder auch Apfelspalten geben.

Experimentier einfach ein bisschen herum und finde heraus, was Dir besonders gut schmeckt. Generell solltest Du auf Kohlensäure verzichten. Oft aber ist ein Glas Sodawasser gut gegen Heißhunger. Und wenn Du kein Problem mit einer Übersäuerung Deines Körpers hast, dann ist gegen ein Glas Soda oder Cola Light nichts einzuwenden. Auch darfst Du Deinen Kaffee weiterhin mit Milch trinken. Den Zucker aber musst Du weglassen, oder eben durch Süßstoff ersetzen. Auch ist das Trinken während einer Diät wichtig, um Schlacken aus dem Körper zu spülen.

Die Giftstoffe belasten Deinen Körper nur und hindern Dich daran abzunehmen. Außerdem wird oft Hunger mit Durst verwechselt. Wenn Du also starken Appetit verspürst, trink erst ein großes Glas Wasser, und in vielen Fällen wirst Du merken, dass anschließend auch Dein Hungergefühl wie durch Zauberhand verschwunden ist.

Warum nimmt man mit Low Carb Ernährung so gut ab?

Durch eine Low Carb Ernährung wird Dein Stoffwechsel umgestellt und die körpereigenen Fettreserven werden angegriffen. Der Körper kann somit nicht mehr auf eben zugeführte Kohlenhydrate zugreifen und ist gezwungen, sich an den Reserven zu bedienen. Man spricht hier von einer ketogenen Ernährung, bei der die Vorgänge im Körper über chemische Prozesse ablaufen.

Es sollte die tägliche Menge an Kohlenhydrate mindestens unter 50 Gramm gehalten werden. Wenn Du darauf achtest und Deine Gerichte und Rezepte mit Bedacht auswählst, dann nimmst Du wirklich automatisch ab, ohne groß Hunger leiden zu müssen.

Low Carb Ernährung - reicht das um abzunehmen?

Generell ist die Ernährungsumstellung genug, um langfristig abzunehmen. Natürlich geht mit Sport alles besser und schneller. Auch für Deine Haut, den Muskelaufbau und Dein Wohlbefinden ist es optimal, wenn Du etwas Sport treibst. Auch kann Sport über Heißhunger Attacken hinweghelfen. Wer Sport treibt, der hat keine Zeit um ans Essen zu denken. Der gefährlichste Gegner jeder Diät und jeder Ernährungsumstellung ist die Langeweile.

Anstatt also gelangweilt zu Hause herumzusitzen, schnapp Dein Fahrrad, besuche einen rasanten Zumba Kurs oder geh mit Deinen Freunden spazieren. Auch Bewegung bringt den Stoffwechsel in Schwung und Du denkst während dieser Tätigkeiten garantiert nicht an Schokolade. Zusätzlich verbrennst Du einige Kalorien mehr und die positive Wirkung wirst Du garantiert am nächsten Tag auf der Waage bemerken.

Low Carb Ernährung - darf ich jetzt nur mehr gesunde Lebensmittel essen?

Eines vorweg, natürlich ist es immer am besten, sich gesund und mit frischen Lebensmitteln zu ernähren. Doch nur weil Du eine Low Carb Diät machst, musst Du nicht gänzlich auf kleine, süße Verführungen verzichten. Es gibt einige sehr leckere Rezepte für Kuchen, Torten, Desserts und ja, sogar Eis, die sich hervorragend in eine Low Carb Diät integrieren lassen. Im Anschluss an unseren 30 Tage Ernährungsplan verraten wir Dir einige Rezepte dazu.

Der 30 Tage Ernährungsplan für Deine Ernährungsumstellung auf Low Carb

Nun also wollen wir losstarten und wir geben Dir einen genauen Plan, was Du in den kommenden 30 tagen essen kannst. Zum Frühstück kannst Du stets zwischen einem Joghurt mit Früchten, einem Eiweißbrot mit magerem Schinken und Käse, oder aber einem Eiergericht wählen. Mach Dir Rühreier, Spiegeleier, Eier im Glas oder Ham and Eggs, der Fantasie sind hierbei keine Grenzen gesetzt. Verzichte aber auf fette Wurst, süße Marmeladen und zuckerhaltige Brotaufstriche.

Im Anschluss an den 30 Tage Plan warten auch kleine Rezepte für Snacks und Zwischengerichte auf Dich, die Du Dir gönnen kannst, wenn der Hunger allzu groß ist. Wichtig bevor Du startest ist, dass Du sämtliche Verführungen aus Deinem Blickfeld schaffst. Pack die Schokolade weg und achte darauf, dass Du keine Nudeln oder Gebäck zu Hause hast. Denn wenn etwas ständig vor Deinen Augen lockt, dann ist die Gefahr groß, zu sündigen. Wenn Du aber erst gar nicht in die Gefahr kommst, fällt Dir das Abnehmen gleich viel leichter.

Unser 30 Tage Ernährungsplan mit jeweils 2 Mahlzeiten pro Tag

Bei sämtlichen Gerichten ist es egal, welches Du zu Mittag isst oder welches Du Dir am Abend schmecken lässt. Auch kannst Du ein Gericht bedenkenlos durch ein anderes Gericht aus unseren Vorschlägen ersetzen, wenn es so überhaupt nicht Deinen Geschmack trifft. Achte darauf, dass sich aber die Kalorien und vor allem die Angaben von Eiweiß, Fett und Kohlenhydrate ähneln.

Auch können diverse Zutaten ausgetauscht werden. So kannst Du anstatt Huhn immer Pute verwenden, anstatt Rindfleisch zu Kalbfleisch oder Strauß greifen und auch beim Fisch ist es nicht so tragisch, zu welchem Du greifst, solange es ein fetter Lachs ist. Nun aber ran an den Speck und gutes Gelingen bei Deiner Ernährungsumstellung.

Sämtliche Rezepte sind, wenn nicht anders erwähnt für eine Portion berechnet.

1. Tag:

Den ersten Tag nutzen wir, um den Körper schön zu entschlacken und von Giftstoffen zu befreien. Gleichzeitig bringen wir auch den Säure und Basenhaushalt etwas ins Gleichgewicht. Am heutigen Tag startest Du anstatt eines Frühstücks mit einem Smoothie in den Tag. Du wirst sehen, wie viel Elan Dir der schenkt. Gerne kannst Du auch in Zukunft Dein Frühstück gegen einen gesunden und vitaminreichen Smoothie tauschen.

Frühstückssmoothie mit Staudensellerien und Apfel

54,6 kcal | 0,9 Gramm Eiweiß | 0,2 Gramm Fett | 11,2 Gramm Kohlenhydrate

1/2 Stange Staudensellerie, 1/2 Apfel, Saft einer Bio Limette, 20 Gramm Ananas, 20 Gramm Papaya, 150 ml Wasser

Sämtliche Zutaten gibst Du in den Smoothie Maker oder den Standmixer und verarbeitest Sie zu einem sämigen, cremigen Getränk. Damit setzt Du den perfekten Auftakt für die kommenden 30 Tage und versorgst Deinen Körper mit Vitaminen und Mineralstoffen. Staudensellerie entwässert und Papayas und Ananas helfen mit ihren guten Enzymen zusätzlich beim Entschlacken und Abnehmen.

Für mittags und abends gibt es heute eine leckere Entschlackungssuppe. Diese kannst Du auch zwischendurch über den Tag verteilt genießen.

Entschlackungssuppe

131,6 kcal | 8,2 Gramm Eiweiß | 0,2 Gramm Fett | 22,5 Gramm Kohlenhydrate

2 Tomaten, 1 Stange Staudensellerie, 50 Gramm Brokkoli, 1 Möhre, 1 Paprika gelb, 50 Gramm Kohl, 1 Zwiebel, 2 Zehen Knoblauch, 1 kleinen Kohlrabi, 1 Liter Gemüsebrühe, Kräuter nach Geschmack, Chili, Himalaya Salz

Alle Zutaten klein schneiden und in der Gemüsebrühe gar ziehen. Mit Kräutern abschmecken und mit Chili und etwas Himalaya Salz abschmecken.

Genieße mittags und abends eine ordentliche Portion dieser Suppe und greif auch ruhig am Nachmittag zu. Du kannst sie auch mit etwas mehr Wasser oder Brühe aufgießen.

2. Tag:

Gegrilltes Lachsfilet mit weißem Spargel

411,7 kcal | 35,2 Gramm Eiweiß | 27,8 Gramm Fett | 4 Gramm Kohlenhydrate

180 Gramm Lachs, 200 Gramm weißen Spargel, 2 EL Olivenöl, 2 EL Butter, 1 Zweig Thymian, 1 Zweig Rosmarin, Himalaya Salz, 1 TL Zitronensaft

Den Lachs salzen, pfeffern und säuern und mit der Hautseite nach unten im Olivenöl anbraten. Bei niedriger Temperatur gar ziehen lassen. Die Kräuter gibst Du in die Pfanne dazu, das macht den Fisch besonders aromatisch. Den Spargel schälen und im Salzwasser für etwa 12 Minuten bissfest kochen. Den Spargel anrichten und mit der zerlassenen Butter überziehen und den Fisch daneben anrichten.

Tomatensuppe mit Ingwer

170,4 kcal | 4,9 Gramm Eiweiß | 10,8 Gramm Fett | 11,2 Gramm Kohlenhydrate

1/2 Zwiebel, 1 Zehe Knoblauch, 1 EL Olivenöl, 1/2 Bund Basilikum, 1 Zweig Oregano, 1 TL Tomatenmark ohne Zuckerzusatz, 1/2 Dose Tomaten passiert ohne Zuckerzusatz, 100 ml Gemüsebrühe, Himalaya Salz, Pfeffer, 5 Gramm Ingwer frisch, 1 EL Frischkäse

Zwiebel und Knoblauch fein hacken und im Olivenöl anbraten. Das Tomatenmark kurz mitrösten. Ingwer fein hacken oder reiben und untermischen. Mit den passierten Tomaten und der Brühe aufgießen. Kurz kochen lassen und anschließend Basilikum und Oregano hinzugeben. Mit Salz und Pfeffer abschmecken und mit dem Stabmixer durchpürieren. Anrichten und mit dem Frischkäse garnieren.

3. Tag:

Italienisches Omelette

392,6 kcal | 30 Gramm Eiweiß | 29 Gramm Fett | 2,8 Gramm Kohlenhydrate

2 Eier, 20 Gramm Parmesan gerieben, 1 EL Olivenöl,1 EL Sodawasser, 1 EL Sahne, 1/2 TL Oregano, 1/2 Tomate, 50 Gramm Mozzarella, Basilikumblätter als Dekoration

Die Eier mit dem Parmesan, der Sahne, dem Oregano gut versprudeln und Sodawasser unterrühren. Im Olivenöl ein schönes Omelett backen. Sobald die Oberfläche stockt mit Tomatenscheiben und Mozzarella belegen. Für 5 Minuten bei 190° Ober und Unterhitze im Ofen fertig backen. Vor dem Servieren mit Basilikum garnieren und nach Bedarf mit Salz und Pfeffer abschmecken.

Salat mit gebratenen Putenstreifen

268,9 kcal | 30,6 Gramm Eiweiß | 12,6 Gramm Fett | 6,4 Gramm Kohlenhydrate

120 Gramm Putenbrust, 100 Gramm Blattsalat, 2 Radieschen, 1/2 Möhre, 1 Tomate, 1/2 Paprika, 1 EL Petersilie, 1 EL Schnittlauch, 1 EL Olivenöl, 2 EL Apfelessig, Salz, Pfeffer, 2 EL Wasser

Die Pute salzen und Pfeffern und in einer beschichteten Pfanne ohne Fett braten. In Streifen schneiden und auskühlen lassen. Den Salat waschen und in mundgerechte Stücke zupfen. Die Radieschen in Scheiben schneiden und die Möhre raspeln. Die Tomate und die Paprika klein schneiden. Die Kräuter fein hacken und alle Zutaten gut vermischen. Mit dem Dressing aus Essig, Öl und Wasser vermengen und anrichten.

4. Tag:

Pariser Schnitzel mit Brokkoli

496,2 kcal | 54,3 Gramm Eiweiß | 25,5 Gramm Fett | 4,1 Gramm Kohlenhydrate

150 Gramm Hühnerbrust, 1 Ei, 100 Gramm Brokkoli, Salz, Pfeffer, 1 EL Sauerrahm, 1 EL Mandelblättchen, 2 EL Olivenöl zum Braten

Das Hühnchen dünn klopfen und mit Salz und Pfeffer würzen. Das Ei mit dem Sauerrahm gut verquirlen. Das Hühnchen im Ei gut wenden und in der heißen Pfanne auf beiden Seiten anbraten und mit dem restlichen Ei übergießen. Den Brokkoli kochen und vor dem Anrichten neben dem Schnitzel mit Mandelblättchen bestreuen.

Tomate und Mozzarella mit Parmaschinken

531,1 kcal | 49,9 Gramm Eiweiß | 31,5 Gramm Fett | 10,4 Gramm Kohlenhydrate

2 Tomaten, 1 Kugel Mozzarella, 80 Gramm Parmaschinken, Salz, Pfeffer, 1 EL Olivenöl, 2 EL Rotweinessig, Basilikumblätter

Die Tomaten und die Mozzarella in Scheiben schneiden und abwechselnd auflegen. Mit dem Parmaschinken belegen und mit Salz und Pfeffer würzen. Mit Essig und Öl beträufeln und mit Basilikum garnieren.

5. Tag:

Grünes Curry mit Garnelen

162,6 kcal | 23,6 Gramm Eiweiß | 6,3 Gramm Fett | 2,8 Gramm Kohlenhydrate

1 TL grüne Currypaste, 150 Gramm Garnelen geschält und geputzt, 50 ml Kokosmilch, 100 ml Gemüsebrühe, 2 Cocktailtomaten, 4 dünne Stangen grünen Spargel, 1 Limettenblatt, 1 Stange Zitronengras, 1 kleines Stück Ingwer, etwas Fischsauce, Chili

Die Currypaste in einer Pfanne ohne Öl anrösten und mit der Brühe aufgießen. Gut durchrühren, damit sich die Paste auflöst. Die Garnelen hineingeben. Den Spargel in mundgerechte Stücke schneiden, die Tomaten halbieren und ebenfalls im Sud gar ziehen lassen. Limettenblatt, Zitronengras und Ingwer beifügen, mit Fischsauce und Chili abschmecken und mit der Kokosmilch verfeinern.

Sellerieschnitzerl im Kürbiskern-Mantel mit Feldsalat

533,2 kcal | 23,8 Gramm Eiweiß | 43,6 Gramm Fett | 11,8 Gramm Kohlenhydrate

150 Gramm Sellerie, 1 Ei, 60 Gramm Kürbiskerne, 2 EL Öl zum Herausbacken, 50 Gramm Feldsalat, 2 EL Joghurt, 1 Spritzer Zitronensaft, Salz, Pfeffer, 1 Zehe Knoblauch, 1 EL Schnittlauch gehackt

Den Sellerie schälen und in 5 mm dicke Scheiben schneiden. Im Salzwasser für etwa 10 Minuten kochen, herausnehmen und trocken tupfen. Das Ei mit Salz und Pfeffer verquirlen und den Sellerie durchziehen. Die Kürbiskerne grob hacken und den Sellerie damit ummanteln. In einer heißen Pfanne mit wenig Öl herausbacken. Joghurt mit Zitronensaft, der fein gehackten Knoblauchzehe, dem Schnittlauch, Salz und Pfeffer zu einer Marinade rühren und den Feldsalat damit anrichten.

6. Tag:

Beiriedschnitte mit Spiegelei und Speck

702 kcal | 42,4 Gramm Eiweiß | 57,2 Gramm Fett | 0,7 Gramm Kohlenhydrate

150 Gramm Beiriedschnitte, 3 Scheiben Karree-Speck, 1 Ei, Salz, Pfeffer, 1 Knoblauchzehe

Den Speck in einer beschichteten Pfanne knusprig braten und herausnehmen. In dieser Pfanne nun das Spiegelei braten. Die Beiriedschnitte in einer Grillpfanne rosa braten und mit dem Speck und dem Spiegelei servieren. Nach Bedarf salzen und pfeffern.

Asiatischer Krabbensalat

106,4 kcal | 20,2 Gramm Eiweiß | 1 Gramm Fett | 3,6 Gramm Kohlenhydrate

100 Gramm Krabben aus dem Glas, 1 EL Zitronensaft, 1 Chilischote, 1 Spritzer Süßstoff, 5 Gramm Ingwer fein gehackt, 1 EL Koriander fein gehackt, 1 Tomate, 1/4 Möhre, 2 Frühlingszwiebel, Sojasauce, Fischsauce

Chili und Frühlingszwiebel in feine Ringe schneiden, die Tomate würfeln und die Möhre raspeln. Mit den Krabben vermengen. Aus den restlichen Zutaten eine Marinade zaubern und mit Fischsauce und Sojasauce abschmecken.

7. Tag:

Gefüllte Zucchini

357 kcal | 37,8 Gramm Eiweiß | 19,7 Gramm Fett | 5,9 Gramm Kohlenhydrate

1 Zucchini, 100 Gramm Rinderhack, 1 Schalotte, 1 Knoblauchzehe, 1 Tomate, 1 EL Petersilie, 50 Gramm Schafskäse, Salz, Pfeffer, 1 Ei

Die Zucchini der längst nach halbieren und aushöhlen. Schalotte und Knoblauch fein hacken und mit dem Rinderhack in einer beschichteten Pfanne anbraten. Die Tomate klein würfelig schneiden, den Schafskäse zerkrümeln und mit dem Ei, der Petersilie und der Tomate vermischen und mit Salz und Pfeffer abschmecken. In die Zucchini füllen und im Ofen für 20 Minuten bei 180° Celsius backen.

Forellenfilet mit rahmigem Lauchgemüse

249,5 kcal | 21 Gramm Eiweiß | 15,2 Gramm Fett | 6,3 Gramm Kohlenhydrate

180 Gramm Forellenfilet, 100 Gramm Lauch, 2 EL Sauerrahm, 1 Knoblauchzehe, 1 EL Olivenöl, Salz, Pfeffer, Saft einer halben Bio Zitrone, 1 Scheibe Bio Zitrone, 1 Messerspitze Kümmel gemahlen, 50 ml Brühe, 2 EL Butter

Den Lauch in Ringe schneiden. Knoblauch fein hacken und im Olivenöl anschwitzen. Den Lauch hinzufügen und mit der Brühe aufgießen. Mit Salz, Pfeffer und Kümmel abschmecken und für 5 Minuten köcheln lassen. Nun den Sauerrahm hinzugeben. Die Forelle salzen und säuern und in der Butter in einer Pfanne mit der Hautseite nach unten braten. Die Scheibe Zitrone in die Pfanne geben, das sorgt für das besondere Aroma. Fisch mit dem Rahmgemüse anrichten.

ag:

Gemüsenudeln a la Carbonara

311, 2 kcal | 22,9 Gramm Eiweiß | 18,8 Gramm Fett | 9,9 Gramm Kohlenhydrate

1 Möhre, 1 Zucchini, 2 Scheiben Putenschinken, 1 Ei, 2 EL Sahne, 1 EL Parmesan, Salz, Pfeffer, 1/2 Zwiebel, 1 Knoblauchzehe, 1 EL Olivenöl

Die Möhre und die Zucchini mit dem Sparschäler zu Nudeln verarbeiten und in Salzwasser für 3 Minuten blanchieren. Aus dem Wasser nehmen und abtropfen lassen. Zwiebel und Knoblauch klein schneiden und im Olivenöl anbraten. Den Putenschinken in Streifen schneiden und zum Zwiebel geben. Das Ei und die Sahne verquirlen und in die Pfanne geben. Mit dem Parmesan bestreuen. Die Gemüsenudeln dazugeben und kurz durchschwenken. Mit Salz und Pfeffer abschmecken.

Hühnerbrust mit Champignon-Rahmsauce

429,6 kcal | 59,7 Gramm Eiweiß | 16,6 Gramm Fett | 4,7 Gramm Kohlenhydrate

180 Gramm Hühnerbrust, 200 Gramm Champignons, 1 Schalotte, 50 ml Sahne, 1 EL Petersilie, Salz, Pfeffer, Saft einer halben Bio Limette, 1 Messerspitze Ingwerpulver, 2 EL Butter

Die Hühnerbrust in 1 EL Butter auf beiden Seiten scharf anbraten. Bei 140° Celsius für 20 Minuten im Ofen fertig garen. Die Champignons vierteln und mit der klein geschnittenen Schalotte im restlichen Butter leicht anschwitzen. Mit dem Limettensaft ablöschen, mit der Sahne aufgießen und mit Salz, Pfeffer und Ingwer abschmecken. Zusammen mit der Hühnerbrust anrichten und mit der Petersilie bestreuen.

9. Tag:

Konjaknudeln mit geräuchertem Tofu und Bärlauch

383,4 kcal | 25 Gramm Eiweiß | 28,9 Gramm Fett | 5,9 Gramm Kohlenhydrate

100 Gramm Konjaknudeln (Shirataki-Nudeln), 80 Gramm Tofu geräuchert, 1 Ei, 20 Gramm Bärlauch, 1 EL gehackte Erdnüsse, 1 EL Sesamöl, 1/2 Paprika gelb, 1 Tomate, 10 Gramm Sojasprossen, Fischsauce und Chili

Die Konjaknudeln abspülen und für eine Minute in kochendem Wasser blanchieren. Den Tofu würfeln und den Bärlauch klein schneiden. Tomate und Paprika in Würfel schneiden und alles zusammen im Sesamöl anbraten. Am Pfannenrand ein Rührei braten und unter das Gemüse mischen. Die Nudeln untermengen und mit Fischsauce und Chili abschmecken. Vor dem Servieren die Sojasprossen roh unterheben und mit den Erdnüssen bestreuen.

Käsesalat mit Schinken und Ananas

488,6 kcal | 46,8 Gramm Eiweiß | 27,9 Gramm Fett | 10,7 Gramm Kohlenhydrate

100 Gramm Schnittkäse, 80 Gramm Putenschinken, 50 Gramm Ananas, 1 EL Apfelessig, 1 EL Sesamöl, 1/2 Paprika, 1 Tomate, 10 Gramm Sojasprossen, 1/2 Stange Staudensellerie, Salz und Pfeffer

Alle Zutaten in mundgerechte Stücke schneiden. Aus dem Essig und Öl eine Marinade zaubern und den Salat damit gut durchmischen. Nach Bedarf mit Salz und Pfeffer abschmecken und eventuell mit frischen Kräutern bestreuen.

10. Tag:

Schaschlik Spieß mit Sauerrahm Dip

286,8 kcal | 44 Gramm Eiweiß | 9,2 Gramm Fett | 6,4 Gramm Kohlenhydrate

180 Gramm Putenbrust, 1 rote Zwiebel, 1/4 rote Paprika, 1/4 gelbe Paprika, 1 Knoblauchzehe, 1/2 Bund Schnittlauch, 2 EL Sauerrahm, Salz, Pfeffer, Öl zum Braten

Pute in 2 cm große Würfel schneiden und das Gemüse ebenfalls in mundgerechte Stücke schneiden. Abwechselnd auf einen Spieß fädeln und mit Salz und Pfeffer würzen. In wenig Öl auf allen Seiten gut anbraten und bei niedriger Hitze durchziehen lassen. Sauerrahm mit dem Schnittlauch und Salz und Pfeffer im Mixer verrühren und über dem gebratenen Spieß anrichten.

Radieschen-Salat mit Blaukraut und Apfel

196,3 kcal | 2,7 Gramm Eiweiß | 12,7 Gramm Fett | 16,2 Gramm Kohlenhydrate

1 Bund Radieschen, 100 Gramm Blaukraut, 1 Apfel, 1 Messerspitze Wasabi, 1/2 Bund Koriander, 2 EL Apfelessig, 2 EL Olivenöl, 1 EL Schmand, Salz, Pfeffer

Die Radieschen blättrig schneiden, das Kraut in Streifen hobeln und den Apfel fein würfeln. Aus Wasabi, Koriander, Essig, Öl und Schmand eine Marinade zaubern und den salat damit anrichten. Mit Salz und Pfeffer abschmecken.

11. Tag:

Fischpfanne in Senfsauce

235 kcal | 26,1 Gramm Eiweiß | 11,1 Gramm Fett | 5,3 Gramm Kohlenhydrate

120 Gramm Seelachs-Filet, 1/2 Zucchini, 1 Schalotte, 1 Knoblauchzehe, 50 Gramm Champignons, 1 EL Olivenöl, 1/2 TL Senf mittelscharf, 50 ml Sahne, Salz, Pfeffer, 1 EL gehackte Petersilie, Saft einer halben Bio Zitrone

Knoblauch und Schalotte fein hacken und im Öl anschwitzen. Champignons und Zucchini klein schneiden und dazu geben. Den Senf kurz mitrösten und mit dem Zitronensaft ablöschen. Mit der Sahne aufgießen und anschließend das Fischfilet in 2 cm großen Stücke geschnitten im Sud gar ziehen. Vor dem Servieren mit der Petersilie bestreuen und mit Salz und Pfeffer abschmecken.

Spinatauflauf mit Ziegenkäse

620 kcal | 37,9 Gramm Eiweiß | 48,4 Gramm Fett | 7,5 Gramm Kohlenhydrate

200 Gramm Blattspinat, 1/2 Zwiebel, 2 Knoblauchzehen, 1 EL Olivenöl, 1 Chilischote, 3 Cherrytomaten, 1 Ei, 50 ml Sahne, 100 Gramm Ziegenkäse, Salz, Pfeffer

Den Blattspinat kurz blanchieren und aus dem Wasser nehmen. Zwiebel, Knoblauch und Chili fein hacken und im Öl andünsten. Die Cherrytomaten halbieren und in die Pfanne geben. Die Sahne mit dem Ei verquirlen. Spinat in eine feuerfeste Auflaufform geben, die Zwiebelmasse darüber leeren, mit dem Sahne-Ei Gemisch bedecken und den Ziegenkäse darüber krümeln. Bei 160° Celsius für 15 Minuten im Ofen backen.

12. Tag:

Hühnchen Mozzarella Fächer

505,5 kcal | 66 Gramm Eiweiß | 23,9 Gramm Fett | 3 Gramm Kohlenhydrate

150 Gramm Hühnerbrust, 1/2 Kugel Mozzarella, 1/2 Bund Basilikum, 1/2 TL Paprikapulver edelsüß, 1 Tomate, 1 EL Olivenöl, Salz, Pfeffer

Das Hühnchen mit Paprika, Salz und Pfeffer marinieren und im Öl auf beiden Seiten scharf anbraten. Aus der Pfanne nehmen und alle 0,5 Zentimeter einen Schnitt in das Fleisch machen, nicht durchschneiden. Die Schnitte nun abwechselnd mit Tomate und Mozzarella füllen. Im Ofen bei 160° Celsius für 15 Minuten fertig garen. Vor dem Servieren mit Basilikum großzügig bestreuen.

Omelette mit Flusskrebs-Schwänzen

226,7 kcal | 23,8 Gramm Eiweiß | 12,4 Gramm Fett | 4,9 Gramm Kohlenhydrate

2 Eier, 50 ml Milch, 80 Gramm Flusskrebs-Schwänze, 1 EL Dill gehackt, 1/2 Zwiebel, 1/4 Paprika, 1 EL Olivenöl, Salz, Pfeffer

Die Zwiebel klein schneiden und leicht im Öl andünsten. Die Eier mit der Milch, Salz und Pfeffer gut verquirlen und über die Zwiebeln gießen. Paprika klein geschnitten darauf geben. Sobald die Masse leicht stockt kommen die Flusskrebs-Schwänze hinzu. Mit dem Dill bestreuen, einen Deckel auf die Pfanne geben und gut stocken lassen.

13. Tag:

Trilogie vom Rosengemüse

484,8 kcal | 16,2 Gramm Eiweiß | 40,2 Gramm Fett | 13,2 Gramm Kohlenhydrate

100 Gramm Brokkoli, 100 Gramm Romanesco Rosen, 100 Gramm Karfiol, 1 EL Mandelblättchen, 1 EL Kürbiskerne, 1 EL Sesamsamen, 3 EL Butter, Salz und Pfeffer

Das Gemüse in mundgerechte Stücke schneiden und kurz im Salzwasser knackig kochen. Nacheinander jeweils einen Löffel Butter in der Pfanne schmelzen lassen und die Kerne und Nüsse einzeln darin rösten. Den Brokkoli mit den Mandeln, den Romanesco mit den Sesamsamen und den Karfiol mit den Kürbiskernen garnieren und mit Salz und Pfeffer abschmecken.

Kalbsröllchen mit Frischkäse und Spargel

260,9 kcal | 27 Gramm Eiweiß | 14,3 Gramm Fett | 3,9 Gramm Kohlenhydrate

140 Gramm Kalbfleisch, 30 Gramm Frischkäse, 2 EL Kräuter nach Wahl, Salz, Pfeffer, Saft einer halben Bio Limette, 3 Stangen Spargel, etwas Öl zum Braten

Das Kalbfleisch sehr dünn klopfen und halbieren. Den Frischkäse mit den Kräutern, dem Limettensaft, Salz und Pfeffer glatt rühren und auf das Kalbfleisch streichen. Das Fleisch einrollen und im Öl von allen Seiten anbraten. Aus der Pfanne nehmen und im Ofen bei 140° Celsius für 20 Minuten gar ziehen. Den Spargel schälen und kurz blanchieren und anschließend in der eben benutzten Pfanne gut braten.

14. Tag:

Hühnerpfanne mit Cashew Nüssen und Brokkoli

624,6 kcal | 48,5 Gramm Eiweiß | 38 Gramm Fett | 16,7 Gramm Kohlenhydrate

130 Gramm Hühnerbrust, 80 Gramm Brokkoli, 2 Schalotten, 1 Knoblauchzehe, 50 Gramm Cashew Nüsse, 5 Gramm Ingwer gehackt, 1/2 Bund Koriander, 1 Chilischote, Sojasauce, 50 ml Brühe, 1 EL Olivenöl

Den Brokkoli in mundgerechte Stücke schneiden und im Salzwasser blanchieren. Hühnchen in Würfel oder Streifen schneiden. Zusammen mit der klein geschnittenen Knoblauchzehe und den gewürfelten Schalotten scharf anbraten. Den Ingwer und die Chilischote beifügen. Die Cashew Nüsse dazugeben und mit der Brühe aufgießen. Den Brokkoli untermengen und mit der Sojasauce abschmecken.

Salat mit Roastbeef

281 kcal | 29,7 Gramm Eiweiß | 16 Gramm Fett | 4,9 Gramm Kohlenhydrate

4 Scheiben Roastbeef (ca. 120 Gramm), 1/4 Salatgurke, 80 Gramm Blattsalat, 1 Tomate, 1/2 Paprika gelb, 1/2 rote Zwiebel, 2 EL Olivenöl, 2 EL Apfelessig, Salz, Pfeffer

Den Salat waschen und in mundgerechte Stücke reißen, die Toamte würfeln, die Gurke hobeln und die Paprika in Streifen schneiden. Die Zwiebel fein hacken und zusammen mit Essig, Öl, Salz und Pfeffer eine Marinade zaubern. Die Salate damit anmachen und anrichten. Das Roastbeef darauf drapieren und genießen.

15. Tag:

Knackiger Blattsalat mit Pfirsich im Speckmantel

349,8 kcal | 16,1 Gramm Eiweiß | 24,8 Gramm Fett | 14,4 Gramm Kohlenhydrate

100 Gramm Blattsalat, 1 Pfirsich, 6 Scheiben Schwarzwälder Schinken, 50 Gramm Ziegenkäse, 2 Cherry Tomaten,1 EL geröstete Pinienkerne, 2 EL Apfelessig, 2 EL Olivenöl, Salz, Pfeffer

Essig und Öl mit Salz und Pfeffer zu einer Marinade verarbeiten und den Salat mit den Cherry Tomaten damit anmachen. Den Pfirsich entsteinen und in 6 Teile schneiden. Jeweils mit einer Scheibe Schwarzwälder Schinken gut umwickeln und in einer beschichteten Pfanne ohne Öl von allen Seiten knusprig braten. Auf dem Salat anrichten und mit den Pinienkernen und dem Schafskäse garnieren.

Knoblauch-Garnelen

334,6 kcal | 24,8 Gramm Eiweiß | 23,4 Gramm Fett | 5,3 Gramm Kohlenhydrate

200 Gramm Garnelen geputzt und geschält, 4 Knoblauchzehen, 5 Gramm Ingwer gehackt, 1 EL Olivenöl, 2 EL Butter, Salz, Pfeffer, Thymian, Rosmarin, Dill nach Belieben, Saft einer halben Bio Zitrone

Den Knoblauch fein hacken und im Olivenöl glasig braten. Die Garnelen hinzufügen und garen lassen. Mit Zitronensaft ablöschen und mit Butter montieren. Die Kräuter hinzufügen und gut durchschwenken.

16. Tag:

Asiatische Suppe mit Konjak Nudeln

31,8 kcal | 2,7 Gramm Eiweiß | 0,6 Gramm Fett | 3,5 Gramm Kohlenhydrate

50 Gramm Konjak Nudeln, 250 ml Brühe, 30 Gramm Seidentofu, 2 Champignons, 1 Schalotte, 3 Cherrytomaten, 5 Gramm Ingwer gehackt, 1 Stange Zitronengras, 1/2 Stange Staudensellerie,
1 Chilischote, 20 Gramm Bambussprossen, Sojasauce

Die Brühe mit dem Ingwer, der Chilischote und dem Zitronengras erhitzen und Tofu, Champignons, Tomaten und Staudensellerie in mundgerechte Stücke schneiden und in die Brühe geben. Zuletzt die Bambussprossen und die Konjaknudeln hinzugeben. Mit der Sojasauce abschmecken.

Geschmorte Hühnerkeulen in Tomatensauce

329,8 kcal | 39,3 Gramm Eiweiß | 14,6 Gramm Fett | 5,8 Gramm Kohlenhydrate

2 Hühnerkeulen, 2 Schalotten, 2 Knoblauchzehen, 1/2 Dose geschälte Tomaten ohne Zuckerzusatz, 1 Chilischote, Oregano, Thymian, Salz, Pfeffer, 2 EL Olivenöl

Die Hühnerkeulen in einer beschichteten Pfanne im Öl anbraten. Zwiebel und Knoblauch fein hacken und mitbraten. Chili klein schneiden und dazugeben. Nun die Kräuter hinzufügen und mit den Toamten aufgießen. Im Ofen bei 170° Celsius für 40 Minuten schmoren lassen. Vor dem Servieren mit Salz und Pfeffer abschmecken.

17. Tag:

Kleine Blumenkohl Pizza

323,5 kcal | 40 Gramm Eiweiß | 15,6 Gramm Fett | 5,9 Gramm Kohlenhydrate

1/2 Blumenkohl, 1 Tomate, 2 Scheiben Putenschinken, 50 Gramm geriebener Käse, 1 Ei, Salz und Pfeffer

Den Blumenkohl in Salzwasser garen. Aus dem Wasser nehmen und mit einem Kartoffelstampfer zerdrücken. Mit dem Ei gut verkneten und in eine runde Springform drücken. Mit einer in Scheiben geschnittenen Tomate und dem in Streifen geschnittenen Schinken belegen. Mit Käse bestreuen und mit Salz und Pfeffer abschmecken. Für 15 Minuten bei 190° Celsius backen lassen.

Schweinefilet mit Gorgonzola Sauce

558,5 kcal | 46,1 Gramm Eiweiß | 39,5 Gramm Fett | 3,2 Gramm Kohlenhydrate

150 Gramm Schweinefilet, 50 Gramm Gorgonzola oder anderen Blauschimmelkäse, 1 Schalotte, 1/2 Chilischote, 1 Knoblauchzehe, 2 El Öl, 50 ml Sahne, 50 ml Brühe, Saft einer Bio Limette, Salz und Pfeffer

Das Schweinefilet in Medaillons schneiden und im Öl anbraten. Aus der Pfanne nehmen und zur Seite legen. Knoblauch, Chili und Schalotte fein hacken und in derselben Pfanne anschwitzen. Mit dem Limettensaft ablöschen und mit der Brühe aufgießen. Die Sahne hinzufügen und aufkochen lassen. Den Gorgonzola unter ständigem Rühren auflösen. Die Medaillons hinzugeben und kurz durchschwenken. Mit Salz und Pfeffer abschmecken und servieren.

18. Tag:

Gemüse-Allerlei a la Rahm

131,6 kcal | 3,2 Gramm Eiweiß | 7,8 Gramm Fett | 9,8 Gramm Kohlenhydrate

1 Stange Staudensellerie, 1/2 Paprika rot, 1/2 Paprika gelb, 1 Chilischote, 1 Möhre, 40 Gramm Brokkoli, 1 Schalotte, 1 Knoblauchzehe, 1 EL Schnittlauch, 100 ml Brühe, 1 EL Olivenöl, 20 ml Sahne, 20 Gramm Schmand, Salz, Pfeffer, 1 Messerspitze Kümmel

Das Gemüse klein schneiden und im Öl anbraten. Mit der Brühe aufgießen und gar ziehen. Sahne und Schmand gut verrühren und mit dem Schneebesen zügig in die Brühe einrühren. Mit Salz, Pfeffer und Kümmel abschmecken und vor dem Servieren mit dem Schnittlauch bestreuen.

Gegrillter Schweinenacken mit gratinierten Tomaten

549,5 kcal | 42,5 Gramm Eiweiß | 40,5 Gramm Fett | 3 Gramm Kohlenhydrate

150 Gramm Schweinenacken, 2 Tomaten, 50 Gramm Käse gerieben, ein zweig Rosmarin, Thymian, Salz, Pfeffer, 1 TL Paprikapulver edelsüß, 1 Messerspitze Paprikapulver scharf, 2 EL Olivenöl

Den Schweinenacken mit Salz, Pfeffer und Paprikapulver marinieren. Im Olivenöl anbraten und gar ziehen. Die Tomaten halbieren, salzen, pfeffern und mit den gehackten Kräutern bestreuen. Käse auf die Tomaten geben und im Ofen für 5 Minuten bei 190° Celsius gratinieren.

19. Tag:

Saure Leber mit Apfel

409,3 kcal | 25,2 Gramm Eiweiß | 24,4 Gramm Fett | 21,7 Gramm Kohlenhydrate

120 Gramm Kalbsleber, 1 Apfel, 1/2 Zwiebel, 1 Knoblauchzehe, 2 EL Apfelessig, 50 ml Sahne, 50 ml Brühe, 1 EL Petersilie, Salz, Pfeffer, 2 EL Olivenöl

Zwiebel und Knoblauch fein hacken und im Öl anschwitzen. Die Leber in Streifen schneiden und mitbraten. Den Apfel würfeln und ebenfalls in die Pfanne geben. Mit dem Apfelessig ablöschen und mit der Brühe aufgießen. Die Sahne einrühren und mit Salz und Pfeffer abschmecken. Vor dem Servieren mit Petersilie bestreuen.

Spiegelei mit Schnittlauchsauce

213,6 kcal | 18,5 Gramm Eiweiß | 13,1 Gramm Fett | 5,1 Gramm Kohlenhydrate

2 Eier, 50 ml Joghurt, 2 EL Frischkäse, 2 EL Schnittlauch, Saft einer halben Bio Limette, Salz, Pfeffer, 1 EL Öl

Die Eier im Öl zu Spiegeleiern braten. Den Frischkäse mit dem Joghurt und dem Limettensaft glatt rühren. Den gehackten Schnittlauch hinzufügen und mit Salz und Pfeffer abschmecken. Zusammen mit dem Spiegelei servieren.

20. Tag:

Rehfilet mit Rosenkohl

442 kcal | 30,1 Gramm Eiweiß | 28,6 Gramm Fett | 13,9 Gramm Kohlenhydrate

130 Gramm Rehfilet, 200 Gramm Rosenkohl, 1 Schalotte, 1 Knoblauchzehe, 1 Scheibe Schwarzwälder Schinken, Thymian, Rosmarin, Salz, Pfeffer, 50 ml Brühe, 30 ml Sahne, 1 EL Olivenöl, 1 EL Butter

Das Filet in Medaillons schneiden und mit dem Rosmarin und dem Thymian im Olivenöl anbraten. Mit der Brühe aufgießen, mit der Sahne verfeinern und mit Salz und Pfeffer abschmecken. Den Rosenkohl für etwa 3 Minuten blanchieren. In einer Pfanne den gehackten Schinken mit Knoblauch und Schalotte im Butter anbraten. Den Rosenkohl dazugeben und durchschwenken, abschmecken und mit den Medaillons servieren.

Frikadellen mit Blattspinat und Tomaten

540,4 kcal | 33,6 Gramm Eiweiß | 41 Gramm Fett | 5,9 Gramm Kohlenhydrate

150 Gramm Hackfleisch (Rind oder Geflügel oder gemischt), 2 Schalotten, 1 Knoblauchzehe, 200 Gramm Blattspinat, 4 Cocktail Tomaten, Salz, Pfeffer, 2 EL Olivenöl

Eine Schalotte fein hacken und mit dem gehackten Fleisch vermengen. Salzen, pfeffern und zwei Patties formen. In einem EL Olivenöl von beiden Seiten braten. Den Blattspinat kurz blanchieren. Schalotte und Knoblauch hacken und in einem EL Olivenöl anschwitzen. Die halbierten Tomaten dazugeben. Mit dem Blattspinat vermengen. Durchschwenken und mit Salz und Pfeffer abschmecken.

21. Tag:

Rühreier mit Schinken und Mangold

274,5 kcal | 18,9 Gramm Eiweiß | 17,6 Gramm Fett | 6,2 Gramm Kohlenhydrate

2 Eier, 2 Scheiben Putenschinken, 50 Gramm Mangold, 30 ml Milch, Salz, Pfeffer, 1 EL Öl

Den Schinken und den Mangold in Streifen schneiden. Die Eier mit der Milch verquirlen und mit Salz und Pfeffer würzen. In die heiße Pfanne leeren, leicht stocken lassen, Mangold und Schinken dazugeben und mit einem Kochlöffel zum Rührei zerreißen.

Kalte Platte klassisch

237 kcal | 21,2 Gramm Eiweiß | 11,6 Gramm Fett | 8,5 Gramm Kohlenhydrate

2 Scheiben Putenschinken, 2 Scheiben Schnittkäse, 3 Cocktailtomaten, 1 Gewürzgurke, 1/2 Möhre, 2 EL Frischkäse, 1 EL Schnittlauch, Salz, Pfeffer, 1 gekochtes Ei, 1/2 Stange Staudensellerie

Den Frischkäse mit dem Schnittlauch glatt rühren und mit Salz und Pfeffer würzen. Die Möhre und den Staudensellerie in Stifte schneiden und im Frischkäse dippen. Alles schön anrichten und als kalte Platte mit Schinken, Käse und Ei genießen.

22. Tag:

Mac & Cheese mit Konjak Nudeln

251,6 kcal | 18,3 Gramm Eiweiß | 18,1 Gramm Fett | 3,7 Gramm Kohlenhydrate

100 Gramm Konjak Nudeln, 50 ml Sahne, 50 ml Brühe, 2 EL Schnittlauch oder Kräuter nach Wahl, 50 Gramm Käse, 2 EL Frischkäse, Salz, Pfeffer

Die Konjak Nudeln für eine Minute in kochendes Wasser legen, herausnehmen und abtropfen lassen. Die Sahne mit der Brühe erhitzen, den Frischkäse einrühren und den Käse darin schmelzen lassen. Anschließend die Konjak Nudeln untermischen und alles mit Schnittlauch bestreuen. Mit Salz und Pfeffer abschmecken. So wird der amerikanische Klassiker ganz rasch zu einer Low Carb Leckerei.

Spargel-Salat mit Erdbeeren

195,4 kcal | 4,4 Gramm Eiweiß | 13,6 Gramm Fett | 11 ,8 Gramm Kohlenhydrate

3 Stangen weißen Spargel, 4 Stangen grünen Spargel, 100 Gramm Erdbeeren, 1/2 Bund Basilikum, 2 EL Olivenöl, Saft einer Bio Zitrone, Salz, Pfeffer aus der Mühle, 1 EL Butter

Den Spargel schälen und im Salzwasser bissfest kochen. Herausnehmen und in mundgerechte Stücke schneiden. Anschließend in 1 EL Butter braten. Die Erdbeeren vierteln und mit einem Dressing aus Olivenöl, Zitronensaft, Salz und Pfeffer marinieren. Den Spargel unterheben und großzügig mit gehacktem Basilikum vermengen.

23. Tag:

Gebratene Schinkenröllchen mit Gemüse und Käse

366,9 cal | 26,5 Gramm Eiweiß | 16,4 Gramm Fett | 11,1 Gramm Kohlenhydrate

4 Scheiben Putenschinken, 1 Tomate, 1 Schalotte, 1 Knoblauchzehe, 1/4 Stange Staudensellerie, 1/4 gelbe Paprika, 1 EL Frischkäse, 50 Gramm Käse, 2 EL Olivenöl, Salz, Pfeffer

Die Schalotte und den Knoblauch klein schneiden und im Öl anschwitzen. Das restliche Gemüse ebenfalls sehr klein schneiden und dazu geben. Den Frischkäse unterrühren und den Käse in der Gemüsemasse zergehen lassen. Mit Salz und Pfeffer abschmecken. Jeweils 2 Scheiben Schinken aneinander legen und mit der Masse bedecken. Zu Röllchen eindrehen und in etwas Olivenöl knusprig braten.

Fenchelpfanne mit Hühnchen

345 kcal | 41,3 Gramm Eiweiß | 14,3 Gramm Fett | 6,4 Gramm Kohlenhydrate

200 Gramm Fenchel, 120 Gramm Hühnerbrust, Saft einer halben Bio Limette, 50 ml Brühe etwas Petersilie, 1 Schalotte, 1 Messerspitze Kümmel gemahlen, Salz, Pfeffer, 1 EL Olivenöl

Den Fenchel in Streifen schneiden, die Hühnerbrust würfeln und die Schalotte hacken. Die Schalotte im Öl anschwitzen und die Hühnerstücke dazugeben. Den Fenchel mitbraten und mit dem Limettensaft ablöschen. Mit der Brühe aufgießen und mit Salz, Pfeffer und Kümmel abschmecken. Vor dem Servieren großzügig mit Petersilie bestreuen.

24. Tag:

Kabeljau im Bananenblatt gegart

338,8 kcal | 53,3 Gramm Eiweiß | 11,6 Gramm Fett | 3,6 Gramm Kohlenhydrate

200 Gramm Kabeljau, 1/2 Stange Zitronengras, 5 cm von der Ingwer-Wurzel, 1/2 Chilischote, 1 EL Koriander grob gehackt, Saft einer Bio Limette, Bananenblatt aus dem Asiashop, 50 ml Kokosmilch, Salz, Pfeffer

Den Fisch aufs Bananenblatt legen, salzen, pfeffern und mit Zitronensaft bedecken. Ingwer und Chili fein hacken, das Zitronengras in Ringe schneiden und zusammen mit dem Koriander über den Fisch geben. Salzen und pfeffern, Kokosmilch darüber leeren. Nun das Bananenblatt zu einem Päckchen falten und mit Zahnstocher fixieren. Für 15 Minuten bei 200° Celsius im Ofen garen. Der Fisch erhält durch diese Garweise an ganz besonderes Aroma.

Selleriesalat mit Mango

193,4 kcal | 3,7 Gramm Eiweiß | 10,2 Gramm Fett | 19,2 Gramm Kohlenhydrate

100 Gramm Knollensellerie, 2 Stangen Staudensellerie, 1 EL Koriander, 1 EL Petersilie, Saft von 2 Bio Limetten, 2 EL Olivenöl, 1 Mango, Salz, Pfeffer

Den Knollensellerie in sehr feine Streifen schneiden oder raspeln. Den Stangesellerie in feine Ringe schneiden. Die Mango schälen, entkernen und würfeln. Alles vermengen und mit dem Limettensaft und dem Olivenöl marinieren. Mit Salz und Pfeffer abschmecken und mit den Kräutern bestreuen.

25. Tag:

Seeteufel im Speckmantel

462,3 kcal | 50,4 Gramm Eiweiß | 26,7 Gramm Fett | 2,4 Gramm Kohlenhydrate

150 Gramm Seeteufel, 120 Gramm Pak Choi, 3 Scheiben Speck, Salz, Pfeffer, 2 EL Olivenöl, 1/4 Paprika rot, 1 Knoblauchzehe

Den Seeteufel pfeffern und mit Speck umwickeln. Den Pak Choi im Salzwasser für 2 Minuten garen. Herausnehmen, im Eiswasser abschrecken und abtropfen lassen. Den Seeteufel im Speckmantel im Olivenöl auf allen Seiten anbraten bis der Speck rundherum knusprig ist. Bei 170° Celsius im Ofen für 10 Minuten fertig garen. Knoblauch, Paprika und Pak Choi klein schneiden und in der verwendeten Pfanne durchschwenken. Mit Salz und Pfeffer abschmecken und zum Fisch servieren.

Rote Bete aus dem Ofen

159,8 kcal | 2,7 Gramm Eiweiß | 10 Gramm Fett | 13 Gramm Kohlenhydrate

150 Gramm rote Bete frisch und roh, 4 Knoblauchzehen, 2 kleine Schalotten, 1 Zweig Thymian, Majoran, 2 EL Apfelessig, 2 EL Olivenöl, Salz, Pfeffer grob gemahlen

Die rote Bete schälen und vierteln. Knoblauch schälen und die Schalotten vierteln. Die Kräuter grob hacken. Alle Zutaten grob vermengen und in Alufolie packen. Bei 180° Celsius für 35 Minuten im Ofen backen. Vor dem Servieren mit Apfelessig und Olivenöl aromatisieren.

26. Tag:

Gemüse-Püree mit pochiertem Ei

237,6 kcal | 9,9 Gramm Eiweiß | 16,3 Gramm Fett | 6,8 Gramm Kohlenhydrate

1 Ei, 40 Gramm Knollensellerie, 50 Gramm Möhren, 40 Gramm Petersilienwurzel, 50 Gramm Pastinaken, 2 EL Olivenöl, 1 guten Spritzer Essig, Salz, Pfeffer, 2 EL Schnittlauch gehackt

Das Gemüse putzen und grob würfeln. In Salzwasser sehr weich kochen. Abseihen und mit dem Kartoffelstampfer zerdrücken. Mit Salz und Pfeffer abschmecken und mit dem Olivenöl marinieren. Wasser mit Essig aufkochen lassen, auf 70° Celsius abkühlen und das Ei darin vorsichtig pochieren. Das pochierte Ei auf dem Püree anrichten und großzügig mit Schnittlauch bestreuen.

Geschmortes Kotelette vom Spanferkel mit Birne

629,2 kcal | 50,8 Gramm Eiweiß | 36,8 Gramm Fett | 23,6 Gramm Kohlenhydrate

250 Gramm Kotelette mit Knochen vom Spanferkel, 1 Birne, 2 Schalotten, 1 Knoblauchzehe, 1 Lorbeerblatt, Rosmarin, Thymian, Paprika edelsüß, Salz, Pfeffer, 200 ml Brühe, 2 EL Olivenöl

Fleisch mit Salz, Pfeffer und Paprika einreiben. Scharf im Olivenöl anbraten. Birne in grobe Stücke schneiden, die Kräuter grob hacken, Schalotten und Knoblauch vierteln und in die Bratpfanne geben. Mit der Brühe aufgießen und im Ofen bei 180° Celsius für 20 Minuten schmoren lassen.

27. Tag:

Ganze Forelle mit Knoblauchschuppen

314,1 kcal | 44, 3 Gramm Eiweiß | 12 Gramm Fett | 5,6 Gramm Kohlenhydrate

1 Forelle im Ganzen, 4 Knoblauchzehen, Saft einer Bio Limette, 1 EL Olivenöl, Dill, Rosmarin, Thymian, Salz, Pfeffer

Die Forelle mit dem Limettensaft gut einreiben und mit Salz und Pfeffer würzen. Die Forelle mit den Kräutern füllen. Nun die Haut der Forelle einschneiden und dünne Knoblauch-Blättchen hinein stecken. Dies soll wie Schuppen aussehen. Den Fisch mit der Bauchseite nach untern auf ein Blech legen und in den Ofen schieben. Bei 200° Celsius für 15 Minuten im Ofen backen. Vor dem Servieren mit dem Olivenöl beträufeln.

Petersilienwurzel-Suppe mit Meerrettich und Mascarpone

174,8 kcal | 4,3 Gramm Eiweiß | 14 Gramm Fett | 4,6 Gramm Kohlenhydrate

100 Gramm Petersilienwurzel, 1/2 Zwiebel, 1 cm Stück von der Ingwerwurzel, 1 TL Meerrettich gerieben, frisch oder aus dem Glas, 2 EL Mascarpone, 250 ml Brühe, 1 EL Olivenöl, Salz, Pfeffer, Kräuter zum bestreuen

Die Petersilienwurzel schälen und in Stücke schneiden. Zwiebel fein hacken und mit der Wurzel im Olivenöl glasig braten. Mit der Brühe aufgießen und weich kochen. Mit dem Stabmixer pürieren. Den Meerrettich und die Mascarpone einrühren, nun aber nicht mehr aufkochen lassen. Mit Salz und Pfeffer abschmecken und mit Kräutern bestreuen.

28. Tag:

Griechischer Auberginen Schmortopf

315,9 kcal | 22,4 Gramm Eiweiß | 19,3 Gramm Fett | 10,9 Gramm Kohlenhydrate

100 Gramm Auberginen, 2 Knoblauchzehen, 1/2 rote Zwiebel, 1/2 Paprika gelb, 1/2 Zucchini, 100 Gramm Schafskäse, 2 EL Olivenöl, Salz, Pfeffer, Rosmarin, Thymian, Majoran

Das Gemüse in mundgerechte Stücke schneiden, mit dem Olivenöl mischen und mit Salz und Pfeffer würzen. Die Kräuter untermengen. In einen Römertopf geben und für 35 Minuten bei 160° Celsius im Ofen schmoren lassen. Vor dem Servieren mit zerkrümeltem Schafskäse vermengen.

Miesmuscheln in aromatischem Kokos-Sud

422,5 kcal | 32,9 Gramm Eiweiß | 22,1 Gramm Fett | 19,3 Gramm Kohlenhydrate

500 Gramm Miesmuscheln mit der Schale, 1/2 Zwiebel rot, 1 Knoblauchzehe, 1/2 Chili, 1 cm von der Ingwer-Wurzel, 1/2 Stange Zitronengras, Saft einer Bio Limette, 2 EL Koriander gehackt, 1 EL Thymian fein gerebelt, 1 EL Olivenöl, 2 Frühlingszwiebel, 150 ml Brühe, 100 ml Kokosmilch, Salz, Pfeffer

Zwiebel und Knoblauch klein schneiden, Ingwer reiben und mit der gehackten Chili zusammen im Olivenöl anbraten. Die Miesmuscheln hinzugeben. Zitronengras, Koriander und Thymian beifügen und mit dem Limettensaft ablöschen. Mit der Brühe aufgießen und die Kokosmilch einrühren. Deckel auf den Topf geben und für einige Minuten köcheln lassen. Mit Salz und Pfeffer abschmecken und vor dem Servieren mit der fein geschnittenen Frühlingszwiebel bestreuen.

29. Tag:

Carpaccio vom gebratenen Thunfisch

543,3 kcal | 57,9 Gramm Eiweiß | 53,4 Gramm Fett | 2,6 Gramm Kohlenhydrate

180 Gramm Thunfisch-Steak, 2 EL Olivenöl, 20 Gramm Ruccola Salat, 50 Gramm Parmesan gehobelt, Saft von 2 Bio Limetten, 3 Cocktail Tomaten, Salz, Pfeffer

Den Thunfisch ungewürzt in einer Grillpfanne ohne Fett scharf anbraten, auf jeder Seite für etwa 1 Minute. Aus der Pfanne nehmen und in etwa 3 Millimeter dünne Tranchen schneiden. Schön auf den Teller legen. Cocktail Tomaten vierteln und darüber verteilen. Mit Ruccola Salat bedecken, mit Parmesan bestreuen, salzen und pfeffern und mit Olivenöl und Limettensaft großzügig beträufeln.

Putenschnitzel mit gratinierter Blumenkohl Haube

318,2 kcal | 47,4 Gramm Eiweiß | 12,9 Gramm Fett | 2,4 Gramm Kohlenhydrate

150 Gramm Putenbrust, 50 Gramm Blumenkohl, 2 EL Frischkäse, 20 Gramm Käse gerieben, 1 TL Minze gehackt, 1 EL Olivenöl, Salz, Pfeffer

Die Putenbrust dünn klopfen, salzen und pfeffern und im Öl anbraten. Den Blumenkohl klein schneiden und für 2 Minuten blanchieren. Im Eiswasser abschrecken. Abtropfen und mit dem Frischkäse, Käse, Minze, Salz und Pfeffer vermengen und als Haube auf das Putenschnitzel setzen. Bei 180° Celsius für etwa 8 Minuten überbacken.

30. Tag:

Gekochtes Rindfleisch mit Joghurt-Gurken-Salat

336,4 kcal | 37,4 Gramm Eiweiß | 17,3 Gramm Fett | 6,9 Gramm Kohlenhydrate

200 Gramm Tafelspitz, 1/2 Salatgurke, 2 EL Joghurt, Saft einer halben Bio Zitrone, 2 EL Schnittlauch, 1 Knoblauchzehe, 1/2 EL Olivenöl, Salz, Pfeffer, 1 Liter Brühe zum Kochen, die Brühe wird abends als Suppe gegessen

Den Tafelspitz für etwa eine Stunde in der Brühe weich kochen. Die Gurke hobeln. Aus dem Joghurt, dem Zitronensaft, Schnittlauch dem gehackten Knoblauch, Salz, Pfeffer und 2 EL Brühe eine Marinade zaubern. Die Gurke damit marinieren und zusammen mit dem Tafelspitz servieren.

Rindsuppe mit Gemüsestreifen und Konjak Nudeln

34,2 kcal | 2 Gramm Eiweiß | 0,1 Gramm Fett | 5,9 Gramm Kohlenhydrate

50 Gramm Konjak Nudeln, 20 Gramm Lauch, 40 Gramm Möhre, 1/2 Stange Staudensellerie, Petersilie zum bestreuen

Das Gemüse klein schneiden und in der Suppe von mittags bissfest garen. Die Konjak Nudeln mit heißem Wasser abspülen und in die Suppe geben. Mit Petersilie bestreuen und servieren.

Leckere Snacks, süße Verführungen und Tipps gegen Heißhunger

Nun hast Du einen tollen Speiseplan für Deine ersten 30 Tage Low Carb. Wenn Du zwischendurch Appetit hast, oder Du nach einem Snack suchst, den Du rasch zubereiten kannst, haben wir nun einige Vorschläge für Dich. Auch für die Schleckermäuler haben wir einige tolle Rezepte vorbereitet. Neben Snacks und Zwischengerichten findest Du nun auch Anregungen für Smoothies, Shakes, Kuchen, Torten und sogar Eis.

Achte immer darauf, dass Du Dich abwechslungsreich ernährst und nicht ausschließlich zu süßen Verführungen greifst. Die Shakes und Smoothies kannst Du als Frühstück genießen, oder am Nachmittag als Zwischengericht trinken. Shakes und Smoothies lassen sich auch herrlich zur Arbeit mitnehmen und dienen als toller Energielieferant.

Auch wenn Obst sehr gesund ist, achte stets darauf, dass Du nicht zuviel Obst zusätzlich zu Deiner Low Carb Ernährung isst. Durch den Fruchtzucker ist Obst nicht immer Low Carb und kann somit zur gefährlichen Kalorienfalle werden. Du kannst jederzeit zu Wassermelone greifen, oder Dir einen sauren, grünen Apfel schmecken lassen. Versuche doch mal, anstatt zu Obst zu Salatgurke, einer rohen Möhre oder Staudensellerie zu greifen.

Dieses Gemüse hat wenig Kohlenhydrate, Kalorien und wirkt herrlich gegen Heißhunger. Richt Dir abends zum Fernsehen ein Teller mit verschiedenem Gemüse her und nasche das anstatt der Chips. Du wirst sehen, bald vermisst Du den ohnehin ungesunden Knabberkram gar nicht mehr, und das macht sich schnell auf der Waage bemerkbar.

Snacks und schnelle Gerichte

Diese Gerichte kannst Du anstatt einer Hauptmahlzeit essen. Durch die geringen Kalorien und Kohlenhydrate sind sie aber auch als Zwischenmahlzeit geeignet.

Low Carb Sandwich - ganz ohne Brot

237,5 kcal | 32,1 Gramm Eiweiß |9,1 Gramm Fett | 5 Gramm Kohlenhydrate

2 große Blätter Chinakohl, 2 Scheiben Käse, 1 Scheibe Schinken, 2 Tomatenscheiben, 2 Gurkenscheiben, 2 TL Frischkäse, Salz, Pfeffer

Den Chinakohl auf jeweils einer Seite mit dem Frischkäse bestreichen, salzen und pfeffern und mit dem Käse belegen. Den Schinken darauf legen, und mit Gurken und Tomaten verfeinern. Du kannst auch frische Kräuter zusätzlich verwenden. Nun die 2 Chinakohl Blätter zusammenklappen, und da hast ein tolles Sandwich, ganz ohne Brot. Das Sandwich lässt sich auch gut zur Arbeit, zum Sport oder als Jause ins Schwimmbad mitnehmen. Auch sind diese Low Carb Sandwiches eine tolle Idee für ein Picknick.

Low Carb Döner

388,2 kcal | 48,3 Gramm Eiweiß | 18,6 Gramm Fett | 5,4 Gramm Kohlenhydrate

2 Eier, 20 Gramm Gouda gerieben, 60 Gramm Quark, 60 Gramm Hühnerbrust, Paprikapulver scharf, 20 Gramm Gurke, 2 Cocktail Tomaten, 50 Gramm Eisberg Salat, 2 EL Joghurt, 1 Knoblauchzehe, Saft einer halben Limette, Salz, Pfeffer

Die Eier mit dem Quark, dem Käse, Salz und Pfeffer gut verrühren. Diese Masse auf ein mit Backpapier ausgelegtes Blech streichen. Für etwa 10 Minuten bei 180° Celsius backen. Dies wird unser "Dönerbrot". Das Hühnchen salzen und pfeffern und in einer beschichteten Pfanne ohne Öl knusprig braten. Anschließend in Streifen schneiden. Aus dem Joghurt, dem gepressten Knoblauch, dem Paprikapulver und dem Limettensaft die Döner Sauce zaubern.

Das "Brot" mit Salat, Gurke und Tomate belegen, das Fleisch darauf verteilen und mit der Sauce beträufeln. Einrollen und genießen. Wenn Du diesen Döner in Alufolie wickelst, kannst Du ihn auch super zur Arbeit mitnehmen. Damit machst Du garantiert alle neidisch, denn dieser Döner ist nicht nur kalorienbewusst sondern auch herrlich schmackhaft.

Suppe mit Eintropf, wenn der kleine Hunger klopft

83,4 kcal | 6,9 Gramm Eiweiß | 5,7 Gramm Fett | 1,2 Gramm Kohlenhydrate

250 ml Brühe, 1 Ei, 1 Chilischote, etwas Ingwer gerieben, 1 EL Milch, Kräuter zum Bestreuen

Die Brühe mit Chili und Ingwer aufkochen. Diese Gewürze sind ganz tolle Appetit-Zügler und regen auch den Stoffwechsel optimal an. Das Ei mit der Milch verquirlen und in die kochende Suppe rühren. Klappt am besten mit dem Schneebesen. Mit Kräutern bestreuen und genießen. Die Suppe ist im Handumdrehen fertig und du musst nicht zu ungesunden Fertiggerichten greifen.

Ruck-zuck Putensalat

216,2 kcal | 20,6 Gramm Eiweiß | 11,8 Gramm Fett | 5,3 Gramm Kohlenhydrate

100 Gramm Blattsalate, 2 EL Olivenöl, Saft von 2 Bio Limetten, 120 Gramm Putenbrust, 3 Cocktail Tomaten, 1/4 Salatgurke, 1/4 Paprika gelb, Salz, Pfeffer, Kräuter zum Bestreuen

Die Pute in einer beschichteten Pfanne ohne Öl knusprig braten und in Streifen schneiden. Aus dem Olivenöl, dem Limettensaft, den Kräutern, Salz und Pfeffer eine Marinade zaubern. Tomaten, Gurke und Paprika klein schneiden, mit dem Salat und den Putenstreifen vermengen und marinieren. Diesen Salat kannst Du ebenfalls wunderbar zur Arbeit mitnehmen. Am besten nimmst Du die Marinade extra in einem dichten Shaker mit und marinierst den Salat erst kurz vor dem Essen.

Parmesan Chips mit Salami

530 kcal | 44 Gramm Eiweiß | 38,9 Gramm Fett | 0,5 Gramm Kohlenhydrate

100 Gramm geriebenen Parmesan, 50 Gramm Putensalami fettarm

Den Parmesan in kleinen Häufchen auf ein mit Backpapier ausgelegtes Blech legen und mit einer Scheibe Salami belegen. Bei 180° Celsius für etwa 6 Minuten im Ofen lassen. Herausnehmen, hart werden lassen und snacken.

Avokado im Speckmantel

408,8 kcal | 17,2 Gramm Eiweiß | 36 Gramm Fett | 4,8 Gramm Kohlenhydrate

1 Avokado, 8 Scheiben Bauchspeck schön gemasert, Salz, Pfeffer, Saft einer halben Bio Limette

Die Avokado schälen und entkernen. In 8 gleich große Stücke schneiden. Salzen, pfeffern und mit dem Limettensaft marinieren. Mit dem Speck umwickeln und bei 200° Celsius für 10 Minuten im Ofen knusprig backen. Diese Häppchen schmecken sowohl warm, als auch kalt einfach wunderbar.

Chai Latte, heiß oder kalt - der tolle Appetit Hemmer

7,6 kcal | 0,3 Gramm Eiweiß | 0,1 Gramm Fett | 0,6 Gramm Kohlenhydrate

1/4 Liter Schwarztee, 1/2 Zimtstange, Mark einer halben Vanilleschote, 3 Gewürznelken, Sternanis nach Geschmack und Süßstoff, 20 ml Milch

Den Schwarztee mit den Gewürzen aufkochen und mit Süßstoff abschmecken. Die Milch dazugeben. Nun den Tee heiß genießen oder mit Eiswürfeln zu einem Eistee verwandeln. Im luftdichten Shaker kannst Du diesen Tee wunderbar mit zur Arbeit nehmen. Die asiatischen Gewürze sind tolle Stoffwechsel Booster und vertreiben den Appetit im Nu. Durch die Milch verschwindet auch die Lust auf Süßes. Wenn Du also ganz intensiv an Schokolade denken musst, bereite Dir schnell diesen Tee zu.

Schoko Smoothie - die tolle Alternative zu Schokolade

173,5 kcal | 4,4 Gramm Eiweiß | 0,8 Gramm Fett | 27,2 Gramm Kohlenhydrate

200 ml fettarme Milch, 1 EL doppelt entölten Kakao, 1 Banane, Süßstoff oder Xylit/Xucker, einige Eiswürfel, 3 Minzblätter

Alle Zutaten in den Standmixer oder den Smoothie Maker packen und zu einem cremigen Drink verarbeiten. Durch die Minzblätter erinnert dieser Smoothie an eine bekannte Nascherei. Du kannst die Minze natürlich auch weglassen.

Protein Shakes - tolle Sattmacher während Deiner Low Carb Diät

Wenn Du eine Low Carb Diät startest, solltest Du Dir unbedingt Whey Eiweißpulver besorgen. Damit zauberst Du Dir rasch sättigende Shakes.

Avokado Shake mit Eiweißpulver

300,6 kcal | 16,1 Gramm Eiweiß | 17,4 Gramm Fett | 11 Gramm Kohlenhydrate

200 ml fettarme Milch, 15 Gramm Whey Pulver, 1/2 Avokado, Chili-Pulver, eine Prise Salz, Zitronenmelisse

Alle Zutaten in den Standmixer geben und zu einem cremigen Getränk verarbeiten. Dieser Gemüse-Shake schenkt Dir viel Energie und macht Dich auch wirklich satt.

Low Carb Beeren Shake mit Eiweißpulver

243,5 kcal | 21,6 Gramm Eiweiß | 8,9 Gramm Fett | 20,2 Gramm Kohlenhydrate

200 Gramm Joghurt, 100 Gramm Beeren, frisch oder TK, Süßstoff oder Xylit/Xucker, 15 Gramm Whey Pulver, Saft einer halben Bio Limette

Alle Zutaten kommen in den Mixer und werden zu einem cremigen Shake gemixt. Du kannst auch einige Eiswürfel dazugeben, wenn Du den Shake eisgekühlt genießen möchtest.

Der Eiweiß-Booster, ein absoluter Hit um die Kilos purzeln zu lassen

Normalerweise heißt es immer, dass Du vor dem Schlafengehen nichts mehr essen solltest. Dieses Schlemmerdessert kannst Du aber ohne schlechtes Gewissen direkt vor dem Schlafen genießen - dies ist sogar ausdrücklich erwünscht. Der Eiweiß Booster kurbelt Deinen Stoffwechsel an und lässt die Pfunde quasi im Schlaf schmelzen.

214,6 kcal | 22,8 Gramm Eiweiß | 8,9 Gramm Fett | 11,3 Gramm Kohlenhydrate

1 Eiweiß, 200 Gramm Joghurt, 1 EL Whey Pulver, Saft einer Bio Limette, Süßstoff oder Xylit/Xucker

Das Eiweiß steif schlagen. Joghurt mit Whey Pulver, Limettensaft und Süßstoff glatt rühren. Den Eischnee unterheben und kurz kalt stellen. Du kannst diesen Booster abwechselnd mit Zimt, Nelkenpulver oder einem halben TL doppelt entöltem Kakao verfeinern.

Frozen Joghurt, leicht, erfrischend und absolut Low Carb

Frozen Joghurt liegt nicht nur im Trend, es ist auch ein sehr gesundes Dessert, dass Du während Deiner Low Carb Diät ohne schlechtem Gewissen naschen darfst. Natürlich solltest Du es auch damit nicht übertreiben, aber gegen ein Frozen Joghurt ab und an ist garantiert nichts einzuwenden.

246,6 kcal | 14,8 Gramm Eiweiß | 12,4 Gramm Fett | 16,8 Gramm Kohlenhydrate

250 Gramm Joghurt, Saft einer Bio Limette, Süßstoff oder Xylit/Xucker, 1 Eiklar, 2 EL Sahne, 50 Gramm Cranberries

Das Joghurt mit dem Limettensaft, der Sahne und dem Süßstoff glatt rühren. Das Eiklar zu einem steifen Schnee schlagen und unterheben. Die Beeren im Ganzen untermischen und alles in einem Gefäß einfrieren. Nach etwa 4 Stunden aus dem Tiefkühler nehmen und im Standmixer zu einem cremigen Frozen Joghurt verarbeiten. Du kannst die Beeren ganz weglassen oder auch durch sämtliche Früchte Deiner Wahl ersetzen. Sei aber mit Bananen und Weintrauben vorsichtig, da diese viel Zucker haben. Auch solltest Du keine Dosenfrüchte verwenden.

Low Carb Eis am Stiel

Gerade an heißen Tagen fällt es oft besonders schwer, nicht zu Wassereis aus dem handel zu greifen. In diesen ist aber sehr viel Zucker versteckt. Mit dem selbstgemachten Low Carb Wassereis am Stiel bist Du aber bestens gerüstet und kannst dem ungesunden Wassereis die lange Nase zeigen.

Zutaten für 6 Portionen:

Saft einer Bio Orange, Saft einer Bio Zitrone, 2 Maracujas, 300 Gramm Wassermelone, Süßstoff oder Xylit/Xucker nach Bedarf, 100 ml Wasser

Alle Zutaten in den Mixer geben und in Eisförmchen füllen. Für mindestens 4 Stunden einfrieren. Ein Eis am Stiel hat:

24 kcal | 0,6 Gramm Eiweiß | 0 Gramm Fett | 5 Gramm Kohlenhydrate

Rhabarber Kompott mit Erdbeeren

Das Kompott schmeckt besonders gut eisgekühlt, Du kannst es aber auch gleich warm genießen.

80,4 kcal | 1,1 Gramm Eiweiß | 0 Gramm Fett | 17 Gramm Kohlenhydrate

60 Gramm Erdbeeren, 100 Gramm Rhabarber, Saft einer Bio Limette, 100 ml Wasser, Süßstoff oder Xylit/Xucker nach Bedarf, Mark einer halben Vanilleschote

Rhabarber schälen, Enden abschneiden und von den Fasern befreien. Zusammen mit den Erdbeeren in mundgerechte Stücke schneiden. Den Rhabarber im Wasser mit dem Limettensaft, dem Süßstoff und der Vanilleschote für etwa 10 Minuten köcheln lassen. Vom Herd nehmen, die Erdbeeren dazu geben, 5 Minuten ziehen lassen und fertig. Besonders aromatisch wird dieses Kompott, wenn Du es mit Minze oder gemahlenem Pfeffer bestreust.

Low Carb Joghurt Trifle

165 kcal | 10,2 Gramm Eiweiß | 5,6 Gramm Fett | 18,1 Gramm Kohlenhydrate

2 Low Carb Kekse aus dem Reformhaus, 100 Gramm Joghurt, 50 Gramm Sahnequark, 50 Gramm Beeren, frisch oder TK, Süßstoff oder Xylit/Xucker nach Bedarf

Die Kekse in einem Gefrierbeutel zerkrümeln und in ein Gläschen füllen. Die Beeren mit einer Gabel zerdrücken und auf die Kekse schichten. Den Joghurt mit dem Süßstoff und dem Quark glatt rühren und ebenfalls ins Glas füllen. Kurz kalt stellen und genießen. Dies ist auch ein wunderbares Low Carb Dessert, wenn Du Gäste zu Hause bewirten möchtest.

Die Low Carb Kühlschranktorte mit der Du Deine Gäste überraschst

Die Mengenangabe und die Nährwert-Angaben sind für 12 Portionen berechnet.

1814,2 kcal | 77,9 Gramm Eiweiß | 130 Gramm Fett | 79,8 Gramm Kohlenhydrate

200 Gramm Low Carb Kekse, 100 Gramm Butter, 500 Gramm Quark, 200 ml Sahne, 12 Blatt Gelatine, Süßstoff oder Xylit/Xucker, Saft und Abrieb einer Bio Limette, 300 Gramm Himbeeren, frisch oder TK, Mark einer Vanilleschote

Die Low Carb Kekse in einem Gefrierbeutel zerbröseln. Mit der weichen Butter verkneten und in eine runde Springform drücken. Mit feuchten Händen glatt streichen und in den Kühlschrank stellen. Schon ist Dein Tortenboden fertig.
Die Sahne steif schlagen. Den Quark mit dem Abrieb der Bio Limette, der Vanille und dem Süßstoff glatt rühren.

Die Gelatine einweichen, ausdrücken und im warmen Limettensaft auflösen. Zügig unter den Quark rühren, damit keine Klumpen entstehen. Nun vorsichtig die Sahne unterheben. Die Masse auf den Tortenboden streichen und mit den Himbeeren garnieren. Für mindestens 4 Stunden im Kühlschrank fest werden lassen. Wenn Du die Torte nicht alleine isst, dann ist sie wunderbar Low Carb tauglich.

Low Carb Kokoskuchen, der saftig ist und immer gelingt

Die Nährwertangaben und Mengenangaben sind für 12 Portionen berechnet:

2491 kcal | 67,9 Gramm Eiweiß | 203,8 Gramm Fett | 117,6 Gramm Kohlenhydrate

120 Gramm Butter, 4 Eier, 4 EL Xylit oder Süßstoff nach Bedarf, 80 Gramm Mandelmehl, 150 Gramm Kokosraspeln, 250 ml fettarme Milch, 100 ml Ananassaft ohne Zuckerzusatz, Mark einer Vanilleschote

Die Eier trennen und das Eiklar zu einem steifen Schnee schlagen. Das Eigelb mit dem Süßstoff und der Vanille schaumig rühren. Die weiche Butter dazu rühren. Nun die Milch und den Ananassaft hinzufügen. 2/3 der Kokosraspeln und das Mandelmehl untermengen. Nun das Eiweiß vorsichtig unterheben. Die Masse in eine eckige Springform füllen und mit den restlichen Kokosraspeln bestreuen. Bei 160° Celsius wird der Kuchen nun für 40 Minuten gebacken.

Impressum

ILM Beratungs und Vertriebs Ltd.
Kosta Anaxagora & Lemesou, 30
Storikon Building, 1st floor, Flat/Office 101
Strovolos, 2014, Nicosia
Cyprus

E-Mail: office@veganfit-abnehmen.com
Website: www.veganfit-abnehmen.com

20558383R00059

Printed in Poland
by Amazon Fulfillment
Poland Sp. z o.o., Wrocław